MOSAÏQUE MÉDICALE

OU

ARTICLES EXTRAITS DES JOURNAUX

DE LA SOCIÉTÉ HAHNEMANNIENNE

ET DE

LA SOCIÉTÉ GALLICANE

DE MÉDECINE HOMŒOPATHIQUE

Par le Dr LEBOUCHER

Membre de plusieurs sociétés médicales françaises et étrangères

PARIS

IMPRIMERIE DE J. CLAYE ET Cie

7, RUE SAINT-BENOÎT

1852

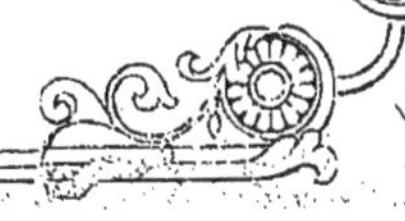

MOSAÏQUE MÉDICALE

MOSAÏQUE MÉDICALE

OU

ARTICLES EXTRAITS DES JOURNAUX

DE LA SOCIÉTÉ HAHNEMANNIENNE

ET DE

LA SOCIÉTÉ GALLICANE

DE MÉDECINE HOMOEOPATHIQUE

Par le Dᵣ LEBOUCHER

Membre de plusieurs sociétés médicales françaises et étrangères

———

PARIS

IMPRIMERIE DE J. CLAYE ET Cⁱᵉ

7, RUE SAINT-BENOÎT

—

1852

MOSAÏQUE MÉDICALE

UN MOT

A PROPOS D'UNE NOUVELLE PUBLICATION DE M. LE PROFESSEUR FORGET.

Ce fut une heureuse inspiration, et le premier qui eut l'idée d'appliquer la critique à ce monstrueux et incohérent assemblage de formules pharmaceutiques aussi gravement appliquées que bizarrement conçues, mérita bien de l'art et des malades; mais celui qui leur donna le moyen de remplacer le bizarre et l'imaginaire par la logique de l'expérience pure, et qui sut en dégager une loi conforme aux mouvements physiologiques, mérita mieux. Celui-là dégagea la vraie science des entraves de son berceau ; cependant le jour de la justice n'a pas encore lui pour sa glorification. C'est à M. le professeur Forget que s'adresse cette plainte.

Il fallait, sans nul doute, tout son talent pour donner une nouvelle vie et une véritable actualité à des critiques qui ont déjà usé bien des plumes. On lit pourtant avec plaisir les Lettres sur la thérapeutique. Mais la verve et l'esprit ne peuvent dispenser d'être juste, d'être impartial. C'est avec regret que nous nous voyons forcé de dire au professeur Forget qu'il manque de ces deux qualités, qui sont toujours les plus beaux fleurons de la couronne d'un savant. S'il s'agissait seulement d'opinions, nous ne nous croirions pas le droit de nous plaindre ainsi. Mais il s'agit ici de faits, et il était facile d'en vérifier l'exactitude. Le professeur n'a donc pas lu, n'a pas étudié et encore moins expérimenté; donc son jugement n'est qu'une opinion bien vulgaire, et un homme de son savoir et de son rang n'a pas le droit d'être vulgaire jusque-là.

« ..... Et combien d'autres illustrations qui de nos jours sacrifient à l'*homœopathie*, au magnétisme animal et à toutes les excentricités, qui font que notre époque ne le cède guère au moyen âge ! »

Ah ! monsieur le professeur, vous avez des yeux pour ne point voir et une intelligence pour ne point comprendre ! Allez, vous n'êtes pas un juge, et, n'était la jeunesse qui vous suit, ce serait folie de vos prendre au sérieux.

Comment, vous traitez avec le même dédain et la même légèreté que s'il s'agissait du charlatanisme le plus éhonté, une doctrine qui a comme la vôtre, monsieur le professeur, ses principes, ses livres, ses journaux, ses professeurs, ses écrivains, ses hôpitaux même, et qui a de plus que la vôtre une loi thérapeutique, une doctrine qui, avec son mode d'expérimentation des médicaments, n'est jamais réduite au triste principe : *Post hoc ergò propter hoc.*

Nous comprenons bien que M. Comte traite l'homœopathie de divagation monstrueuse; il n'est que philosophe, et partant il ne s'est point cru obligé d'étudier, de vérifier, *de vérifier surtout*, avant d'affirmer. Nous comprenons bien que l'auteur de la Philosophie positive ait pu s'en laisser imposer par les avantages de sa méthode, peut-être même par un excessif servilisme du mot, et qu'il n'ait pas vu tous les *desiderata* de sa méthode. C'est une erreur de savant systématique; il est resté fidèle à sa sphère. Mais vous, monsieur le professeur, avez-vous été fidèle à la vôtre? avez-vous été juste? avez-vous suffisamment satisfait au devoir de votre position d'homme enseignant, d'homme religieusement écouté, et dont les paroles peuvent être des arrêts sacrés pour la masse, sinon pour l'élite des auditeurs?

Vous qui dites, à propos de la foule innombrable de prétendus médicaments dont la science est encombrée, « qu'il faut armer l'intelligence des néopyhtes du fil régulateur qui devra les guider dans l'obscur labyrinthe de ces monstrueux produits des écarts de l'esprit humain (1), » est-ce donc par un mot dédaigneux jeté comme à l'aventure contre une doctrine dont vous connaissez seulement le nom, que vous prétendriez avoir suivi, à l'égard de la jeunesse qui vous écoute, le sage conseil de la prémunir contre les écarts de l'esprit et d'armer son intelligence du fil régulateur? Le procédé est quelque peu bien leste pour un homme grave. Ne pourrait-on point ici vous appliquer vos propres paroles? « Sachons donc secouer le manteau des préjugés et de la paresse, et cherchons comment l'hérésie a pu se glisser dans l'évangile de la science. »

En admettant que le hasard seul ait fait les premiers frais de la médecine; du moment qu'un fait se reproduisait plusieurs fois semblable à lui-même au milieu du même cortége de circonstances, que devait faire la raison? En tirer une conséquence pratique et la formuler en principe. C'est ce qu'a fait Hippocrate —*Vomitus vomitu curatur.* —Ce n'était encore là que de l'empirisme, mais un empirisme logique. C'était un jalon planté sur le chemin de la science.

Que devait faire l'homme de génie? Observer encore; observer plus attentivement, plus minutieusement, afin de ne pas se laisser égarer dans le désert des vaines illusions et des fausses pratiques, au lieu d'entrer dans la terre fertile des réalités de la vraie science. *Vomitus vomitu curatur...* C'était là un trait de lumière trop brillant sans doute; car, après lui, les ténèbres se firent plus obscures. Il y eut des siècles d'empirisme grossier semé çà et là de théories qui, plus tard, servirent de gangue à ce que de nos jours on appelle magistralement le rationalisme? Or, qu'est-ce que le rationalisme? C'est l'art de raisonner logiquement sur un principe faux pour arriver à une conséquence... fâcheuse. C'est encore l'art d'échafauder sur de vains mots, et nous le verrons bientôt,

____

(1) *Gazette des Hôp.*, 6 janvier 1848.

de merveilleuses théories, qui se résolvent trop souvent dans la pratique en bulles de savon.

On a mis trop souvent de côté l'aphorisme d'Hippocrate, et pourquoi? est-ce parce qu'il était faux? Pas le moins du monde ; mais on ne l'appliquait pas à propos. Comment cela? C'est qu'il n'y a pas qu'une forme de vomissement contre laquelle convienne le premier vomitif venu. C'est qu'il n'y a pas qu'une espèce de vomitif propre à guérir toute forme de vomissement. Et de même de toute pneumonie par rapport aux antimoniaux, de même de toute fièvre intermittente par rapport au quinquina ; de même de toute entérite, de toute névralgie, de tout rhumatisme, par rapport à tout médicament qui peut guérir une de leurs formes et non toutes celles qu'il plaît à la nature d'engendrer. Chacun de ces mots n'exprime que le genre, et c'est aux espèces que nous devons nous adresser. Faute de cette observation, faute de ce secours, on a dû s'en prendre au principe, et le regarder, non comme faux, puisque le hasard mettait parfois en rapport le véritable médicament avec sa maladie, mais comme vrai seulement dans des cas exceptionnels et que l'observation et la raison étaient inhabiles à saisir. Cet aphorisme a donc trouvé grâce à cause de cela, et plus encore à cause du nom de son père.

Mais le célèbre médecin de Cos, l'heureux observateur de la nature, avait dit aussi avec non moins de vérité cet autre aphorisme, qu'un avenir peu éloigné peut-être trouvera non moins gros de ressources que le premier : *Duobus doloribus simul obortis, non in eodem loco, vehementior obscurat alterum.* Formule rigoureuse de la révulsion, la médecine que nous combattons en a tiré bien plus de parti que de la première, et c'était naturel, car elle se prêtait bien plus aux théories, et le rationalisme devait en faire la pierre angulaire de son édifice. Les progrès de la physiologie devaient surtout lui donner du relief et une apparente solidité, par l'appui de ses connaissances acquises peu à peu sur les sympathies de notre organisme. Mais, hélas! ici encore se présente cette question fortement motivée par d'innombrables échecs : connaît-on bien tous les ordres de sympathies, toutes les lois qui les régissent? Les sympathies ne s'exercent-elles que par l'intermédiaire des nerfs, du réseau vasculaire, de la continnité ou de la contiguité de tissu? que par les rapports des deux grandes enveloppes organiques, la peau et les muqueuses, qui sont comme les deux pôles de notre machine animale? N'y aurait-il pas aussi, par hasard, un autre ordre de sympathies s'exerçant entre les différents appareils? n'y en aurait-il pas aussi de typiques, c'est-à-dire se retrouvant chez tous les sujets, et d'autres purement individuelles et accidentelles, soumises, par exemple, aux conditions de tempérament, de sexe, d'âge, de climat, d'habitudes?... Quelques-unes de ce genre, il est vrai, sont déjà connues, mais la majeure partie reste à déterminer. Je ne fais ici que poser les questions, heureux si on peut les trouver dignes d'attention.

Partant de ces données, et les supposant bien connues, scientifiquement coordonnées, serait-il trop déraisonnable de penser qu'il pourrait bien y avoir un côté de la médecine vraiment pratique, consistant à faire taire un mouvement pathologique en dérivant sa force impulsive sur une autre fonction organique, en mettant immédiatement en jeu une autre série de rapports, en changeant pour ainsi dire à volonté le ton de l'organisme, en transposant les accords, qu'on me passe la comparaison. Les résultats pratiques du célèbre anglais Backwell, quoique tout empiriques, nous sont un indice que nous ne sommes pas tout à fait dupes d'un rêve. D'autres faits pourraient venir également à l'appui de cette thèse. Il faudrait, il est vrai, pour cela des agents et des moyens spéciaux qui seraient autre chose qu'une différence de degrés thermométriques depuis la simple rubéfaction jusqu'à l'ustion complète. Ce ne sont là que les limbes de la question.

Ainsi donc, il y aurait, selon nous, deux faces de la médecine également scientifiques, et toutes deux ayant leur origine première dans les résultats de la sagacité du père de la médecine : 1° attaquer le mal par la modification de l'impulsion dynamique; 2° l'attaquer en reportant sur d'autres leviers la force active. Mais pour que l'un ou l'autre moyen vînt à être employé utilement, avec succès, il fallait un ordre de connaissances spéciales des agents et de la condition particulière de leurs relations au milieu de la vie organique. Nous venons de faire la part de l'allopathie, nous dirons dans un instant celle de l'homœopathie.

Mais, avant tout, vidons encore une vieille querelle. Que dirons-nous de la saignée, tant et depuis si longtemps pratiquée; si éminemment rationnelle, dit-on, et si peu logique, selon nous, au moins au point de vue de l'organisme vivant.

Inventée par l'hippopotame, disent quelques chroniqueurs, l'esprit humain en aurait conclu qu'elle pouvait être d'une immense ressource appliquée à l'homme. Au printemps, lorsque tout reverdit dans la nature et que les humeurs fermentent au sein de l'organisme, bonne dame nature indique à l'intéressant pachiderme de se frotter aux angles aigus des rochers jusqu'à ce que le sang jaillisse, et c'est grâce à ce secours divin qu'il passe d'heureux jours le reste de l'année. Tel est le poëme. Sans la crainte d'être trop prosaïque, je dirais ce que je crois de cette recherche des origines. C'est que la bête a tout bonnement l'instinct de se gratter quand elle a des démangeaisons, et qu'aussi déraisonnable que l'homme, la douleur seule la retient quand elle s'est arrachée la peau.

On a eu beau faire, je ne crois pas au génie de l'honorable quadrupède, et son aphorisme pratique ne vaut pas ceux purement théoriques d'Hippocrate. Il est vrai qu'il en faut pour tous les goûts.

Or donc, les vertus de la saignée sont d'opérer une déplétion avantageuse, dit-on, dans le cas de pléthore, et de favoriser le retour de l'équilibre dans les cas de congestion. Prenons ce dernier cas; tout le monde comprendra que l'autre peut également bien se résoudre. Par la saignée, on favorise la résolution de l'organe congestionné; par ce moyen aussi on rétablit l'équilibre. Il est évident que si nous avions affaire à un simple problème d'hydrostatique, le moyen serait parfait, et la médecine serait, de tous les arts, le plus facile. Malheureusement il y a d'abord ceci à dire : *Vita cum sanguine fluit*. Le fluide réparateur par excellence, la source de vie, le liquide qui sert à arroser et à féconder le sol organique, s'en va facilement et se répare avec une grande lenteur. C'est un très-grand mal au point de vue de la vie; mais c'est peu pour ceux qui ne voient partout que chimie ou physique. M. le professeur Forget le sait mieux que nous. Pour ceux-là, ôter du sang, c'est tout simplement l'affaire d'un problème de statique. Nous voulons bien qu'ils aient raison; mais comme il est compliqué, ce problème, et comme il est difficile d'en résoudre tous les termes!... D'abord ce que vous avez en plus dans un point est en moins dans un autre; c'est un vice de répartition. Quand vous le versez, vous diminuez la masse générale, et peut-être avez-vous alors rétabli l'équilibre dans le système vasculaire. Ce n'est là qu'un équilibre simple. Mais celui qui doit exister entre l'élément vasculaire et l'élément nerveux n'a-t-il reçu aucune atteinte? Pourquoi ces syncopes, ces convulsions qu'il n'est pas rare de voir survenir même après une faible saignée? Et tous les autres accidents qui, pour être de moindre importance, n'en sont pas moins réels... Mais chacun trouvera, comme moi, ce qu'on peut dire là-dessus. La saignée, c'est comme l'argent que le prodigue répand si aisément et qui coûte tant de sueur à l'avare pour composer un trésor. Ce moyen est entièrement contre nature; aussi n'a-t-il pas d'aphorisme qui lui prête assistance. C'est le suprême moyen, l'*ultima ratio* de ceux qui croient que s'il y a de la misère et des bras inoccupés, c'est qu'il y a trop de population et qu'il faudrait à la société une saignée pour rétablir l'équilibre; c'est-à-dire une bonne guerre ou une bonne peste. C'est encore sous une autre face les partisans du remède souverain de Malthus. Ils ne voient pas qu'ils n'obtiennent par-là qu'un équilibre factice, tout à fait trompeur. Que pour y parvenir, l'organisme social tout entier court les plus grands risques. Tandis que le véritable remède consiste à trouver le moyen de reporter l'excédant sur l'agriculture qui possède en moins tout ce qui se trouve en trop dans l'industrie. Même chose par rapport aux congestions organiques. Quelque bizarre que ce rapprochement puisse sembler à quelques-uns, il y a au fond une analogie frappante et qui saisira quiconque voudra bien y réfléchir. Si ce n'était sortir de notre cadre, ceci nous fournirait l'occasion de soulever un problème d'hygiène du plus haut intérêt. Une autre occasion se présentera.

Mais revenons à M. le professeur. Avec lui nous rentrerons en plein dans la chimie, et nous n'apprendrons cependant, malgré de grands mots, rien de la nature médicatrice des médicaments. « Bref, dit-il, si nous voulons étudier philosophiquement les origines thérapeutiques, sachons bien, je le répète, distinguer dans les remèdes leurs effets primitifs, physiologiques, de leurs effets secondaires ou curatifs. Oui, le hasard a pu, a dû même présider à la découverte des propriétés physiologiques; car, avant de savoir que l'aloès purge, que l'ipéca fait vomir, que l'opium procure le sommeil, il a fallu voir agir l'aloès, l'ipéca et l'opium. Mais une fois ces effets constatés, c'est la théorie, la théorie seule qui a pu conduire à leur application dans les maladies. Et encore, cette origine empirique des propriétés immédiates n'est-elle applicable qu'aux remèdes anciens; car, pour les remèdes nouveaux, souvent la chimie nous met à même de pouvoir en spécifier par avance les effets physiologiques. En effet, une substance étant donnée, l'analyse s'en empare, et si elle y découvre tels ou tels éléments, nous savons déjà quels effets immédiats elle devra produire. Que si, par exemple, nous y découvrons en certaine proportion du tannin, c'est qu'elle est astringente; de la morphine, de la quinine, de la strichnine, c'est qu'elle est narcotique, fébrifuge, tétanique, etc. Donc le rationalisme, aujourd'hui, règne même sur les propriétés immédiates des médicaments » (1).

Sachons bien distinguer, dans les remèdes, leurs effets primitifs, physiologiques, de leurs effets secondaires ou curatifs. Ne dirait-on pas, en entendant ce début, que l'article sort de la plume d'un homœopathiste? Malheureusement la suite de l'article désenchante singulièrement.

Reprenons la même question à notre point de vue. Il y a

(1) Loc. cit.

deux choses à voir dans les effets des médicaments; l'action physiologique propre à la puissance de l'agent actif dans le milieu organique, et la réaction, autre effet dépendant des efforts sollicités de l'organisme pour se débarrasser de l'élément nocif. Cette réaction a un effet proportionnel à l'effort d'impulsion. Cette dernière seule produit un résultat durable; l'autre n'est que passager. La réaction amène toujours un état inverse de celui de l'effet primitif. Qu'en faut-il conclure? Que, pour obtenir un effet durable, il faut marcher dans la voie indiquée par la nature; qu'en agissant autrement, on n'arrive qu'à des résultats passagers, illusoires, négatifs. S'il y a deux effets si tranchés dans l'application d'un médicament, il y a donc deux indications pour le choix à faire. L'une, par laquelle on obtient d'abord un résultat opposé à la maladie, mais qui ne dure pas plus que l'action primitive du médicament; l'autre par laquelle on agit dans le sens de la maladie pour obtenir un résultat contraire ensuite, mais durable et qui est la santé.

Le premier mode est suivi par l'allopathie; le second, par l'homœopathie. Pour être en mesure de choisir, il fallait d'avance connaître les effets primitifs des remèdes. Et ici encore il y a deux méthodes : celle qu'on appelle *ab usu in morbis;* l'autre, qui est l'expérimentation pure, c'est-à-dire l'étude des effets d'un médicament administré à l'homme sain. Par la première, on apprend que le malade guérit, reste malade ou meurt, sans qu'on puisse, en bonne justice et vérité, affirmer ou nier que le médicament y soit pour quelque chose, sauf exception. C'est là l'ancienne médecine; je me trompe, c'est la science médicale. L'autre méthode agit d'après un principe fixe, invariable, mais servi par une multitude d'agents fidèles, variés comme les formes morbides. Elle peut savoir le pourquoi et le comment de ses succès et de ses revers. Ce n'est pas encore précisément la science médicale, ce n'est que l'art, *ars medendi*. Mais la sœur aînée, celle qu'on appelle la science, ne peut pas recourir à de si petits moyens que l'expérience pure, qui vous donne, il est vrai, la mesure entière de la sphère d'action d'un médicament, mais qui n'est bonne que pour les gens d'un esprit étroit, vulgaire, terre à terre; ceux-là ne quittent pas le

sol. Tandis que les partisans de l'aînée, s'élevant d'un vol hardi,
arrivent de suite à des hauteurs inabordables pour la cadette.
Et si, par hasard, il lui arrive quelquefois de rester embarras-
sée, n'a-t-elle pas sa sibylle qui la « met à même de pouvoir
spécifier par avance les effets physiologiques d'un médicament? » En effet, « si l'analyse rencontre du tannin, la substance est astringente; de la morphine, de la quinine, de la
strychnine, c'est qu'elle est narcotique, fébrifuge, tétanique.
*Donc le rationalisme, aujourd'hui, règne même sur les
propriétés immédiates des médicaments.* » Et malheureusement aussi sur le bon sens et la raison d'hommes estima-
bles...

Le malheur de la médecine jusqu'ici, c'est que ses coryphées
ont toujours voulu trop simplifier le problème. Pour les uns, il
n'y a que de l'irritation, et cette irritation entraîne toujours
pour eux l'idée de diète excessive et de perte de sang; pour
les autres, l'organisme entier n'est sans doute qu'un magnifique
échantillon de cristal, puisqu'ils ne voient partout que chimie;
des acides qui saturent des alcalis, ou bien des alcalis qui saturent des acides. Pour les plus avancés, il y a même des
substitutions d'équivalents. Les physiciens ont leur tour; et ne
croyez pas que les iatromécaniciens aient disparu, non; seulement ils ont pris une autre forme. Tout se résout en un problème de statique, mais de statique simple trop souvent, hélas!
Il fallait d'abord étudier les rapports d'une statique composée,
c'est-à-dire les rapports des systèmes et des appareils entre
eux dans l'unité de l'organisme. S'élevant ensuite d'un degré,
étudier les conditions statiques de l'organisme avec son milieu.
Mais, direz-vous, le problème à cette hauteur devient insoluble
actuellement; je le sais bien. Je veux seulement faire comprendre combien nous sommes loin de la vraie science et que
toutes les solutions sont incomplètes à l'heure qu'il est, quand
elles ne sont pas entièrement fausses. Tous ont raison, chi-
mistes, physiciens, vitalistes. Ils n'ont de tort que par l'isole-
ment. Chacun prend la question qui convient à son degré in-
tellectuel, et met, souvent sans s'en apercevoir, les autres de
côté. L'organisme humain n'est pas une de ces faces de la vie;

mais une combinaison supérieure de toutes ces faces. Aussi la science gagnerait-elle beaucoup, si nous combinions nos efforts communs, au lieu de rester isolés et de perdre le temps à batailler entre nous.

Arrêtons-nous un peu maintenant pour planter le second jalon de la véritable route thérapeutique. Il est clair aujourd'hui, il est avéré pour tous ceux qui n'ont pas le malheur d'être affectés de la cataracte du préjugé ou de la prévention, qu'il existe bien réellement une médecine qui s'appelle l'homœopathie, que cette médecine emploie des remèdes dont elle connaît tous les effets sur notre organisme, jusque dans ses plus minutieux détails; qu'elle sait en conséquence par quoi et pourquoi elle guérit; qu'enfin son principe *similia similibus curantur* descend en ligne directe de l'aphorisme d'Hippocrate dont nous avons parlé en premier lieu. Hahnemann a donc véritablement planté le second jalon de la vraie route de la thérapeutique, en condensant dans trois mots la règle applicable à tous les faits, et que l'aphorisme d'Hippocrate n'appliquait qu'à un seul. Des siècles se sont écoulés avant que l'humanité soit arrivée jusque-là. Il a fallu remuer des monceaux de sable pour trouver un diamant, mais le prix en est assez grand pour faire mieux que compenser le temps et la fatigue.

M. le professeur Forget rend hommage à ce monument du génie humain, en disant que : « Hahnemann a poussé l'exagération de cet axiome jusqu'au ridicule. » Homœopathistes, voilà votre sentence prononcée! montrez-vous maintenant au grand jour, si vous l'osez!...

En résumé, la nouvelle Lettre sur la thérapeutique prouve trois choses : 1° que M. Forget ne manque pas d'érudition; 2° qu'il écrit bien; 3° qu'il ne sait pas le premier mot de l'homœopathie, qu'il ignore que la mine qu'elle creuse sous l'ancienne école est déjà bien avancée, et qu'il ne s'en apercevra que le jour où elle éclatera sous ses pieds.

LETTRE

A UN MÉDECIN DE PROVINCE.

Décidément ils y tiennent, mon cher ami ; tous les livres nouveaux se croient obligés de parler de l'homœopathie ; mais, comme ils ne veulent pas encore lui reconnnaître le droit de cité, ils changent son titre et ses qualités pour être plus à l'aise dans leurs critiques. Ils ne consentent encore qu'à lui donner l'hospitalité, et, pour que celle-ci soit moins dispendieuse et les dérange peu, ils font semblant de la prendre pour une simple bourgoise. Ce n'est pas une *Doctrine*, c'est tout simplement une *Méthode*. Elle ne s'appelle pas homœopathie, elle s'appelle médication substitutive ; les plus justes, il est vrai, savent son nom, mais ce nom ne leur dit rien ; aussi croient-ils en avoir suffisamment tenu compte en ajoutant : *ou homœopathique*, mais en toutes petites lettres et entre parenthèses : c'est une manière toute délicate de la mettre en prison, cette pauvre doctrine, puisqu'on ne peut pas l'y mettre autrement.

Permettez-moi, mon ami, de faire la part juste de chaque

2

chose autant que possible ; je reviendrai ensuite à vous, qui ne demandez pas mieux que de croire, mais à la condition que la raison éclaire votre foi.

Médecine homœopathique, médecine substitutive, est-ce donc tout un? Je dis non tout d'abord. Je vais tâcher de le prouver.

Le mot substitutive a sa place dans la médecine, et cette place peut être belle, mais à la condition qu'il n'usurpera pas celle des autres. Faire de la médecine substitutive, c'est, d'une manière générale, remplacer une action morbide naturelle par une action morbide artificielle, en mettant en jeu les fonctions d'un appareil, d'un organe en sympathie avec l'appareil, l'organe malade ; ou bien en modifiant l'action d'un organe par un appel à l'un des éléments de cet organe distinct de celui qui est atteint. C'est, si vous le voulez, en envisageant la chose de haut, c'est la face indirecte de la thérapeutique, comme l'homœopathie est sa face directe. C'est ainsi qu'à la rigueur les méthodes si nombreuses, si savantes et si diverses de l'allopathie, ne sont rien autre chose que de la substitution. Et quand la doctrine homœopathique condamne si péremptoirement l'allopathie, veut-elle ainsi, et du même coup, condamner la *doctrine substitutive ?* Non pas vraiment, suivant moi du moins. Ce qu'elle condamne, ce sont les méthodes actuelles, leurs théories et leurs résultats. Mais de là jusqu'à la *doctrine substitutive*, comme nous l'entrevoyons, comme elle sera sans doute, il y a toute la distance qui sépare l'alchimie de la chimie. En effet, la substitution devra être ceci : mettre en jeu tel ordre de fonctions qui devra enrayer ou faire contre-poids à la marche de tel autre, en considérant, suivant la tendance actuelle, une maladie comme une fonction, mais une *fonction déviée.*

Avons-nous déjà des exemples qui puissent faire pressentir la vérité possible de ce que j'avance? Je vais essayer d'en montrer. N'a-t-on pas vu maintes fois une diaphorèse abondante débarrasser d'un point de côté d'abord assez inquiétant? le rappel à la peau, par certains moyens, d'une éruption supprimée, sauver un malade dont l'existence était compromise?

des douleurs rhumastismales ètre guéries rapidement et merveilleusement par un bain de vapeur? Votre mémoire et votre
érudition vous fourniront, au besoin, d'autres exemples.
Mais ces résultats sont des exceptions dans la série des faits
analogues; car la physiologie ne s'est pas encore élevée
à la connaissance de la loi qui régit les fonctions sympa-
thiques.

N'a-t-on pas aussi, et surabondamment, des preuves du
même fait en ce qui concerne les facultés morales et intellec-
tuelles? Je n'en citerai que pour indice; tout le monde peut
en avoir de présentes à l'esprit. Qu'est-ce, par exemple, que
les heureux résultats obtenus de nos jours par l'application
des fous aux travaux des champs?

Ce sujet comporterait naturellement de tout autres dévelop-
pements; mais c'est assez pour une lettre et pour mon but,
qui est simplement de fixer votre attention sur la valeur réelle
d'un mot dont on abuse à plaisir, dans le but de donner le
change sur la valeur et la portée d'un autre mot dont il me
reste maintenant à m'occuper, avant d'entrer dans une critique que vous paraissez désirer. Plus tard, j'espère bien,
vous marcherez sous la bannière de l'homœopathie, à la
recherche de tout ce que le passé, comme le présent de la
médecine, contient de vrai et de bon.

Que veut dire le mot homœopathie? Si j'ai bien fait comprendre ce qu'on doit entendre par le mot substitution, le reste
de ma tâche sera facile. Pour tous les penseurs de bonne foi,
homœopathie veut dire : application à la guérison d'un état
maladif d'un agent capable de produire lui-même dans un organisme sain un état morbide tout pareil à celui qu'on veut
guérir. Et qu'on n'aille pas essayer de se prévaloir contre
nous, pour justifier le mot substitutive, d'une tentative d'explication faite par Hahnemann et reniée tout aussitôt par une
note ajoutée au-dessous de l'explication. Personne ne peut
croire à cette théorie si peu philosophique tombée, sans doute
par mégarde, de la plume d'un homme si minutieusement
circonspect en fait d'explications et de théories.

Je disais, en commençant, que l'homœopathie était le mode

direct de la thérapeutique. Je ne crois pas me tromper; les aggravations médicamenteuses que tout le monde a vues sont là pour le prouver. Le médicament homœopathique exalte donc tout simplement la fonction morbide en appelant sur les points attaqués tous les efforts de l'appareil organique destiné à la production du phénomène. Il suit de là deux choses : ou qu'une guérison complète, ou seulement une amélioration des souffrances doit se produire; parce que, d'une part, les souffrances les plus intenses sont en général celles qui durent le moins, et, de l'autre, parce qu'il y a dans l'être organisé une variété si nombreuse de fonctions, que la même ne peut continuer sans relâche, si ce n'est exceptionnellement. On comprend aisément que la durée d'un effort est en raison de son intensité et de la somme de force dont un organisme dispose. Il n'y a rien à inventer pour expliquer les phénomènes d'un organisme vivant; ce n'est que la répétition de ce qui se passe dans tout organisme créé, sauf modification en relation du simple au composé.

Ainsi : pour l'homœopathie, appel de la force sur le point attaqué; pour la substitution, déviation de la force sur le point en contraste. Dites maintenant si l'on peut vraiment dire : médecine *homœopathique ou substitutive?* comme si ces deux mots, au lieu d'être synonymes, n'étaient pas au contraire en opposition directe, n'étaient pas, pour ainsi dire, les deux pôles de la thérapeutique.

Veuillez bien remarquer que je n'ai pas la prétention d'avoir fait une théorie; c'est une question trop grave pour la traiter superficiellement et sans bases posées à l'avance. En cherchant bien, peut-être la physiologie fournirait-elle tous les éléments nécessaires; mais c'est l'affaire du temps et d'un plus habile.

Vous aimerez mieux sans doute, mon excellent ami, que je vous dise, à mon point de vue, quelques mots sur votre pensée. Je le ferai de bien bon cœur, car, avec vous, la discussion est toujours loyale.

Ainsi, vous dites que, de nos jours, la médecine est entrée dans sa véritable voie, et qu'on ne lui a jamais donné le nom de science avec plus de raison. Un de vos arguments les plus serrés consiste en ceci : le soin, l'application minutieuse qu'on met à individualiser chaque cas morbide, ce en quoi vous vous dites homœopathe autant que moi. Voilà, si je ne me trompe, le résumé aussi exact, aussi explicite que possible, de votre idée. Vous voulez, comme nous, rechercher scrupuleusement jusqu'aux nuances qui peuvent caractériser un état patholo-gique, le différencier de tout autre avec lequel il pourrait avoir une grande analogie. Vous ne tenez pas compte seule-ment des diverses modalités de sensation, de fonction, de texture, mais vous faites entrer comme éléments du pro-blème la variété des tempéraments, les différentes idiosyn-crasies, les âges, les sexes, les habitudes, les climats, les localités... Jusque-là, nous sommes parfaitement d'ac-cord. L'énoncé du problème est clair, la solution doit être facile.

Appliquons ces données ; elles ont ici pour objet la théra-peutique.

Individualiser chaque état morbide, suppose l'intention d'individualiser aussi le traitement. Autrement, à quoi bon se donner toute cette peine ? Pour ce faire, il faut avoir à sa dis-position des moyens aussi variés que les états morbides eux-mêmes. Ainsi, mon ami, votre arsenal thérapeutique est am-plement pourvu. Vous avez autant de pièces qu'il en faut pour faire face à l'ennemi, quelque nombreux qu'il soit, sous quelque forme qu'il apparaisse. Vous avez des armes d'une portée égale à la portée des siennes. Votre principe le sup-pose. Que, si cela n'était pas, il faudrait bien vous hâter de vous pourvoir, sous peine de voir la maladie mettre vos moyens en déroute, et, qui pis est, d'entendre crier à l'incon-séquence. Révisons donc vos approvisionnements.

On peut en trouver trois classes principales sous les titres suivants : *antiphlogistiques, révulsifs, excitants.* Sous le pre-mier titre sont principalement comprises les émissions san-guines qui sont presque de tous les temps et de tous les lieux, car les maladies contre lesquelles on les emploie, et dites par excitation ou par vitalité en plus, sont de beaucoup les plus

nombreuses (:: 97 : 3); et notez que je ne préjuge rien
sur la valeur des causes, je me sers de la science comme
on l'a faite. En tête de la seconde classe sont les vésica-
toires, les cautères, les moxas, etc.; je ne dis rien de la
troisième classe, cela nous entraînerait trop loin; je n'ai
d'ailleurs besoin, pour mon but, que de parler des deux
premières.

A toutes les maladies terminées en *ite*, d'après votre no-
menclature, vous opposez les émissions sanguines; donc
toutes les maladies en *ite* sont semblables et ne peuvent être
individualisées, quelle que soit la variété des symptômes,
quel que soit l'ordre des sympathies; car votre moyen est
un, et ne peut rigoureusement varier que du *plus au moins*,
nullement en suivant les variétés de tissus, d'appareils, de
symptômes, de fonctions, de sympathies... Vous avez com-
battu, direz-vous, l'inflammation : soit; mais, aux symptômes restants ou qui suivent, qu'opposerez-vous? Un autre
antiphlogistique et qui soit doué de cette propriété à un
moindre degré. Soit encore. Mais je ne vois là que la thérapeutique des noms et point du tout la thérapeutique des
choses, et vous me semblez fort vous être écarté de votre
principe; car, individualiser, c'est trouver des différences et
votre pratique ne les suppose même pas. A coup sûr cependant, toutes les inflammations ne sont pas pareilles, et votre
traitement, qui devrait aussi être individualisé, est au contraire le plus général, le plus absolu qui se puisse imaginer.
D'où je conclus que votre science est fausse, ou dans sa
théorie, ou dans son application. Parce que si l'individua-
lisation est un principe rigoureusement vrai, ce Protée que
nous appelons maladie exige qu'on lui oppose un autre
Protée.

Si nous voulons que la médecine soit une science exacte,
ce n'est qu'à la condition que nous ne formulerons pas des
principes en opposition flagrante avec les faits.

Après avoir fait la part des antiphlogistiques, jetons un
coup d'œil sur les révulsifs. Voyons s'ils sont de nature à se
plier plus facilement à votre principe.

Née de cet aphorisme : *Duobus doloribus simul obortis, vehementior obscurat alterum,* la révulsion ne guérit point; elle est purement palliative. Ainsi la fistule anale qui a fait taire certaines affections de poitrine, modifié certaines toux suspectes, ne peut être guérie, même après plusieurs années d'existence, sans faire courir au malade le danger le plus grave. Aussi le praticien habile respecte-t-il cette espèce de *noli me tangere.* Je ne multiplierai pas des exemples que vous connaissez mieux que moi. Mais ceci c'est le fait de la nature; voyons si l'imitation sera plus heureuse. Ne changeons pas d'exemple; prenons toujours une maladie de poitrine à laquelle l'art aura opposé un exutoire quelconque. Le plus souvent la maladie, quoique ralentie, n'en marchera pas moins à son but; et, en supposant qu'elle ait été enrayée, si vous suspendez l'action du dérivatif, bientôt elle reparaît. Elle n'était donc pas guérie. Supposons même le cas le plus favorable ; la maladie a été réduite au silence ; après un nombre d'années, on supprime la dérivation, et la maladie ne reparaît pas. Mais l'influence de l'âge, la différence d'habitudes le changement de climat, n'auraient-ils, dans bien des cas, aucun droit à revendiquer la cure?

Allons plus loin. Soit une maladie qui a cédé à un dérivatif permanent; est-ce là ce qu'on peut appeler une cure? Ce sera, pour vous comme pour moi, une maladie moins grave substituée à une maladie plus grave. D'où il suit que je pourrais vous adresser cette question : Guérissez-vous les maladies chroniques? Et ici, comme pour les saignées, un seul moyen appliqué à une foule de cas dissemblables. Ainsi, de deux choses l'une : ou bien vous agissez contre un nom, sans préoccupation de la chose; ou bien votre principe est faux et par vous reconnu mauvais, puisque vous ne l'appliquez pas; ou il n'a de valeur que comme fait d'histoire naturelle.

Mais, me direz-vous, mon cher ami, comment! vous voilà maintenant critiquant la *substitution* d'une maladie moins grave à une maladie plus grave, et cependant vous aviez, en commençant, de pompeux éloges pour la *médecine substitu-*

tive à laquelle vous vous plaisiez à faire une si belle place ! Ce rappel de thèse me fait plaisir. Il va me fournir l'occasion de préciser plus nettement ma pensée : je n'ai rien à retrancher de l'éloge ni du blâme ; quand j'ai essayé de faire une place à la thérapeutique indirecte, je n'ai pas prétendu la lui faire inconsidérément *per fas et nefas;* c'est-à-dire accepter comme la représentant dignement, tous les moyens par lesquels peut se traduire une tentative thérapeutique. Je dis alors avec le poëte :

Est modus in rebus, sunt certi denique fines.

Ce ne serait pas faire de la médecine substitutive, comme je la conçois, que d'appliquer au hasard sur la peau un moyen quelconque, par cela seul qu'elle a d'étroites sympathies avec les muqueuses. Ce ne serait pas faire de l'homœopathie que de donner indifféremment du *soufre* ou de la *belladone* parce que le malade tousse.

Nul doute qu'il y a une grande sympathie entre la peau et la muqueuse, et que l'une peut profiter ou souffrir d'une action exercée sur l'autre. Mais cette sympathie est d'un ordre général ; et il ne serait pas indifférent pour bien faire, pour faire avec science, de s'enquérir des sympathies spéciales et relatives. A cela je vous entends répondre qu'il faut avant tout que la physiologie nous éclaire à ce sujet. C'est bien ce que je voulais dire ; c'est bien là l'idée que je voulais mettre en relief. C'est bien cette pensée qui m'a fait dire : *la médecine substitutive aura sa place dans l'avenir,* et non pas *elle a sa place ;* c'est bien pour cela que j'ai été sobre d'exemples.

Le premier problème serait donc celui-ci : étude des sympathies générales et spéciales suivant les tissus, les organes, les appareils, et aussi suivant les prédominances diverses ; d'où découlerait la nécessité d'une étude tout autre des tempéraments, faite sous le double rapport du *nombre* et des *caractéristiques.* Voilà un beau champ pour une sagacité aussi audacieusement entreprenante que la vôtre.

Vous voyez bien que si l'anatomie normale et l'anatomie

anormale ont bientôt atteint leurs limites, le terrain n'est pas pour cela prêt à faillir. On connaît à peu près les rouages, mais leurs mouvements sont si nombreux et si variés, que l'étude en est encore presque toute neuve. A l'œuvre donc, la science a quelque droit de compter sur vous. J'en suis sûr, vous ne lui ferez pas plus défaut qu'à l'amitié.

Tout à vous.

LEBOUCHER.

EMPOISONNEMENT

PAR L'ACÉTATE DE PLOMB.

Je désire présenter à la Société l'article suivant, extrait du *Journal des connaissances médico-chirurgicales* du 1er octobre 1851, pour deux raisons : la première, parce qu'il me semble que les symptômes, fournis par cet accident, pourront être un jour de quelque utilité pour l'histoire symptomatologique de cet agent pathogénétique ; la seconde, c'est qu'il me fournira l'occasion de quelques critiques que j'ai déjà eu l'occasion de faire, il est vrai ; mais il est de ces choses qu'on ne saurait trop redire, et d'ailleurs je me propose de donner à cette critique plus de développement que la première fois (1).

EMPOISONNEMENT PAR L'ACÉTATE DE PLOMB.

Un pharmacien de la rue Montmartre avait conseillé à une jeune fille des injections vaginales avec un liquide contenant une forte proportion d'acétate de plomb cristallisé, et lui en avait fourni, à cet effet, une grande quantité en solution,

(1) *Journal de la Société Hahnemannienne*, vol. III, p. 16.

pour lui éviter la peine de revenir trop souvent. Une des amies de cette jeune fille lui ayant demandé à quoi servait ce liquide, celle-ci, ne voulant pas en faire connaître le véritable usage, répondit que c'était pour se purger. Il résulta de cette réponse que l'amie voulant profiter de l'occasion, en prit, à quelques jours de là, une cuillerée à bouche, c'est-àdire plus de quinze grammes, dans un verre d'eau.

Cette jeune fille éprouva presque aussitôt une violente douleur à l'épigastre ; des bouffées de chaleur et des sueurs lui montèrent au visage ; elle fut prise d'envies de vomir, de faiblesses, de vertiges, d'éblouissements ; tout lui semblait trembler, tourbillonner devant elle ; ses tempes étaient serrées comme dans un étau ; elle y éprouvait des douleurs lancinantes atroces.

Elle put, toutefois, se rendre chez le pharmacien ; mais elle tomba sans connaissance en y arrivant. Il y avait un quart d'heure qu'elle avait pris le poison. On lui fit prendre de l'émétique et boire beaucoup d'eau, ce qui provoqua des vomissements.

Une heure après, vers neuf heures, il survint des coliques très-fortes ; la malade se presse le ventre, se roule à terre en poussant des cris ; la douleur occupe tout le ventre : la crise cesse vers onze heures ; il y a en même temps de la céphalalgie sus-orbitaire, des palpitations. A trois reprises, la malade a eu comme un spasme tétanique ; la peau se couvrait de sueurs ; il survenait des picotements très-vifs dans les mains, les avant-bras, dans tout le membre inférieur, et alors les membres se raidissaient, les mâchoires se serraient convulsivement, et tout mouvement, ainsi que la station, étaient impossibles pendant dix minutes environ que durait la crise ; à la fin de celle-ci, la malade éprouvait du frisson, du froid, et se remettait un peu.

Dans un moment de calme, à midi moins un quart, elle vint à l'hôpital dans le service de M. Cruveilhier. L'interne de service, M. Thouvenet, lui fit donner du sulfate de soude, dissous dans une assez grande quantité d'eau, quoique pensant bien que tout ce qui restait du poison avait été vomi.

Voici ce qu'il observa chez la malade au moment de son entrée :

La face n'est que peu altérée ; teint assez animé, lèvres roses, peau fraîche : pouls très-petit, un peu fréquent, régulier ; langue nette, pointue, rouge à la circonférence. La malade a dans la bouche une saveur styptique, âcre, non sucrée ; le ventre est souple, sensible à la pression, surtout à l'épigastre et du côté gauche ; la douleur est même assez forte dans ces points, et remonte le long de l'œsophage jusqu'à la gorge. Depuis l'accident il y a eu une selle. La malade accuse une forte douleur dans la région lombaire ; les règles, qui avaient cessé il y a deux jours, ont reparu depuis neuf heures.

Dans le courant de la journée, il survient plusieurs fois des frissons et deux ou trois crises comme les précédentes, avec picotements à la peau et contractions de la mâchoire et des membres ; violente douleur sus-orbitaire, élancements et constriction dans les tempes. Les coliques ne sont pas revenues ; pas de selles. Le pouls a pris de la force et n'a qu'un peu de fréquence.

Pendant la nuit, sommeil souvent interrompu par des rêvasseries ; crises spasmodiques plus fréquentes mais moins fortes, fourmillements dans les membres.

Le lendemain, 18 novembre, même état ; éblouissements, toujours de la constriction et des élancements dans les tempes, de la douleur sus-orbitaire, des sifflements, des bourdonnements dans les oreilles ; saveur styptique ; douleur derrière le sternum et à l'épigastre ; pas d'appétit, langue rouge, pointue ; pas de fièvre, mais abattement, fatigue, étourdissements fréquents. On donne une bouteille d'eau de Sedlitz.

Le 19, toujours même douleur à l'épigastre ; les fourmillements, les crampes reviennent toujours par instants, mais à des intervalles plus éloignés, et ils sont, d'ailleurs, moins forts ; encore quelques vertiges. Il y a eu plusieurs selles sans coliques à la suite du purgatif de la veille.

Le 20, la douleur persistant à l'épigastre, on y applique vingt sangsues.

Les jours suivants l'appétit revient, la malade se trouve

assez bien. De tous les phénomènes nerveux, il ne reste que quelques fourmillements dans les membres.

Le 25, la malade sort complétement rétablie, sauf un peu de douleur qu'elle éprouve encore derrière le sternum et l'épigastre ; elle sent les aliments descendre dans l'œsophage et arriver à l'estomac.

Quelques jours après, elle revient dire qu'elle est tout à fait guérie.

Un mot maintenant sur la valeur pathogénétique des symptômes fournis par cette substance toxique. Peut-on tenir compte également de tous les symptômes recueillis et les offrir au praticien comme guide dans l'application d'un remède à une maladie analogue ? Il suffit d'envisager les résultats sous les trois points de vue des causes génératrices, pour répondre négativement. Ainsi, il y a des symptômes dépendant d'une action toute physique, d'autres tout chimiques, et d'autres enfin purement dynamiques. A ces derniers seuls appartient toute la valeur que nous attachons aux expériences directes. C'est ce qui fait que nous devons être très-circonspects en présence des collections de symptômes fournis par des cas d'empoisonnement. En un mot, la principale valeur d'un agent thérapeutique sort de l'empoisonnement dynamique. Je ne veux rien dire de plus aujourd'hui sur ce sujet. Mon but principal est de chercher si l'on a eu raison de traiter la malade comme elle l'a été.

La première partie des soins qu'elle a reçus n'a rien assurément que de louable. On lui a d'abord administré l'émétique pour débarrasser l'organe qui contenait le poison. C'était un bon moyen pour limiter autant que possible les accidents des trois ordres que nous venons de mentionner. On a bien fait encore d'administrer, quoique un peu tard, l'antidote chimique. On avait jusque-là remédié, autant que possible, à deux des causes morbides. Il en restait une seule contre la-

quelle on devait agir; c'est ce qu'on a eu la prétention de
faire; mais l'a-t-on fait en réalité, et surtout l'a-t-on fait logiquement? Non. Le troisième mode de manifestation toxique
étant dynamique, il fallait agir dynamiquement. Le mode
d'action physique est enrayé par l'enlèvement de la cause; le
second, par la substitution d'un agent inactif à un agent des-
tructeur. Mais ce n'est pas tout, et c'est ici qu'on peut trouver
en défaut l'axiome *sublata causa, tollitur effectus*. En effet,
il reste une maladie après que la cause a cessé d'être. Il y
a autre chose dans un organisme vivant que des propriétés
physiques, que des agglomérations ou affinités chimiques;
il y a des harmonies physiologiques, autrement des fonctions
coordonnées à un certain type. Si cela est, et que cette harmonie puisse être dérangée, troublée, désaccordée, suivant
l'heureuse expression de Hahnemann, il faut alors se résigner
à voir la machine disloquée, l'ordre détruit, ou pouvoir y
remédier. Mais avons-nous ce pouvoir? Et si nous l'avons,
pouvons-nous rétablir ces rapports, cet ordre, dans les ressorts
de l'organisme, comme un mécanicien le rétablit dans les engrenages de ses machines? Non. Et le mécanicien lui-même
n'aurait rien fait, s'il ne possédait que des engrenages aussi
parfaits que possible. Il faut encore qu'il dispose d'une force;
il n'aurait pas fait d'œuvre utile sans cela. Eh bien! c'est
aussi d'une force qu'il faut que nous puissions disposer et
d'une force analogue à celle dont l'équilibre est dérangé par
suite d'une viciation des ressorts. Mais nous ne la créons pas
cette force, nous médecins, nous sommes obligés de la prendre toute faite et de la prendre où elle est, c'est-à-dire dans
l'organisme. Car nous ne guérissons une maladie qu'en nous
servant utilement et à propos de la force même qui entretient
la maladie. Mais par quel moyen pouvons-nous saisir cette
force, nous en rendre maîtres et l'utiliser à notre gré? On en
a proposé mille; et depuis Hippocrate, qui disait empirique-
ment sans doute, mais pourtant guidé par l'observation de la
nature dans certains cas : « *Vomitus vomitu curatur.....* »
et ailleurs : « La maladie est produite par les semblables, et,
par les semblables que l'on fait prendre, le patient revient de

la maladie à la santé... » Combien de temps s'est-il écoulé, depuis le père de la médecine, avant qu'on soit de nouveau revenu à cette idée si simple et qui devait être si féconde ? Il a fallu traverser des siècles jusqu'à Paracelse avant que le même fait fût affirmé avec autorité pour se perdre encore au milieu des luttes passionnées, soulevées et soutenues bien plus au nom des petites et des grandes ambitions personnelles qu'au nom et dans l'intérêt de la véritable science, de l'intérêt de l'humanité. La routine, les idées préconçues, les systèmes sans fondement, jusques et y compris en bonne partie la médecine dite rationnelle, reprirent leur cours et enveloppèrent encore une fois la vérité de voiles obscurs qui ne pouvaient être déchirés que par le génie qui sut si bien, cette fois, la mettre en évidence et lui donner une forme si bien définie, qu'elle ne pouvait plus retomber sous les coups d'un aveugle obscurantisme médical. L'idée formulée en loi ne pouvait plus périr. C'est par elle que nous avons été mis en puissance de diriger à volonté, sur tel ou tel point de l'organisme, la force qui préside au jeu de ses ressorts, à tous ses mouvements plastiques. Et toute la différence entre cette manière de faire et celle qui prétend à la souveraineté scientifique, consiste simplement à faire affluer la force organique, l'aliment de la vie, sur le point malade, au lieu d'en diminuer plus ou moins considérablement la quantité, ou de le faire dévier sur un autre point que celui qui est attaqué. Telle est pourtant l'ignorance des véritables principes qui régissent les infinies modulations de la vie, que la prétendue science médicale va droit à l'opposé de ce qu'il faudrait faire. Confondant le cri de l'organe souffrant avec la maladie, elle frappe sur celui-là, au lieu d'attaquer celle-ci, lâchant ainsi la proie pour l'ombre.

Nous pouvons faire l'application de ces données aux suites de l'intoxication qui a donné lieu à cet article. L'empoisonnement eut lieu le 17 au matin ; le 18, il restait un ensemble de symptômes gastriques contre lesquels on crut devoir employer l'eau de Sedlitz. Le 19, persistance de la même douleur à l'épigastre, etc., etc. Le 20, la douleur continuant à l'épigastre ;

on y applique vingt sangsues. Le lendemain l'appétit revient. Le 25, il reste encore des douleurs derrière le sternum et à l'épigastre. Ici, je me fais ces deux questions : 1° le traitement a-t-il été ce qu'il devait être? 2° y avait-il urgence d'appliquer un traitement? Si je me fonde sur ce que je disais dans ma critique, il est évident que le traitement n'a eu pour but que de diminuer les forces de l'organisme par la spoliation de l'un de ses éléments physiologiques ; car on a dit avec infiniment de vérité : *Vita cum sanguine fluit.* Et si ces éléments ne sont pas la force qui entretient la vie, du moins tous contribuent-ils à l'entretenir, à la réparer, à la renouveler. Mais on me dira certainement : « La malade a été mieux le lendemain ; » et on se croira très en droit de conclure contre moi par cette fameuse formule : *Post hoc, ergo propter hoc.* Sans doute, les apparences sont contre moi. Mais que d'inanité sous ces fallacieuses apparences! Quel rapport y a-t-il entre le moyen employé et la maladie? Dans un cas, vous avez soustrait du sang ; dans l'autre un de ses éléments constituants. Je vois bien que vous avez fait de l'arithmétique; d'une quantité vous avez ôté une fraction. Mais est-ce donc la fraction ôtée qui était la maladie? Non. Mais il y avait afflux du sang en un point, et il a fallu agir sur ce point pour enlever la quantité de sang excédante qui constitue ce que vous appelez inflammation. D'où je puis conclure que vous avez merveilleusement jugé, jaugé et pesé, puisque après cela la malade a été mieux. Ainsi, je pourrai dire : La cause de la maladie de l'estomac était une quantité de sang en trop dans son réseau vasculaire, et cette quantité de sang équivalait à celle que peuvent sucer vingt sangsues. Rien là d'illogique. Mais je me demande, par pure curiosité, ce qui arriverait à quelqu'un qui se porterait bien, si on lui enlevait du sang pour vingt ou pour quarante sangsues. Au moins une faiblesse proportionnée à la quantité de sang perdu. Je sais donc que la perte du sang affaiblit. Je puis donc conclure encore que, pour guérir un organisme souffrant, il faut l'affaiblir. C'est ce que faisait un homme de génie qui s'appelait Broussais, et Broussais a confessé son erreur. Car ce n'est pas tout d'affaiblir l'organisme, si l'on sait bien qu'il suffit de poser le doigt sur un point quelconque du corps pour qu'à l'instant même le tout soit modifié. Qu'est-ce donc si on ôte une livre de sang?

Mais j'abandonne cette critique, qui pourrait être interminable, et je dis : Non, ce n'est pas là ce qu'il fallait faire.

Après l'antidote chimique, il fallait employer l'antidote dynamique, c'est-à-dire l'agent pharmaceutique le plus capable de faire converger sur le point malade les forces de l'organisme, seules capables de le guérir, seules capables de rétablir l'harmonie où régnait un jeu discordant. Et cet agent était celui qui a puissance de créer un état morbide analogue dans un organisme sain. Et on ne devine pas cet agent, il ne se suppose pas, on ne le reconnaît pas, comme on l'a trop dit, *ab usu in morbis*, mais bien par l'expérience directe, c'est-à dire sur l'homme en santé.

Voyons maintenant s'il y avait urgence d'appliquer un traitement. Pour apprécier cette circonstance, il fallait savoir deux choses : d'abord la cause; on la connaissait; et sa durée d'action; ensuite le degré d'intensité de l'état morbide, par rapport surtout à la somme de résistance du sujet. Eh bien! d'après la relation des faits, je crois pouvoir affirmer que ce qu'il y avait là de mieux à faire, c'était d'attendre, c'était de laisser faire la nature; les derniers symptômes se seraient effacés progressivement comme les premiers. C'est ce qu'on peut parfaitement conclure de la diminution, puis de la disparition progressive des différents groupes de symptômes.

SYPHILO-CHIMIE

OU

LA VÉROLE FOURVOYÉE DANS LES RÉACTIONS DE LA CHIMIE.

Encore la chimiatrie, encore M. Ed. Robin, son défenseur le plus fidèle peut-être, et le plus investigateur ! Un jour nous écrivions en parlant du même thème et du même auteur, ce qui suit : « Par suite de *jeunes habitudes chimiques*, notre auteur se monte assez l'imagination pour voir déjà la médecine, n'en pouvant mais sous le faix de l'organicisme, réduite à servir de porte-drapeau à la chimie. *Risum teneatis* (1)!... » Nous maintenons nos paroles, et nous allons continuer la critique du dada favori de M. Ed. Robin, tout en tenant compte de son esprit d'invention, tout en rendant hommage à son talent observateur. Mais citons d'abord l'article qui motive cette critique, afin que chacun puisse l'apprécier et profiter en même temps de ce qu'il a d'important.

(1) *Journal de la médecine homœopathique*, t. II, p. 428.

Académie des Sciences. — Séance du 10 *novembre* 1851.
— Nouveaux agents antisyphilitiques.

M. Ed. Robin adresse une note sur de nouveaux agents propres à remplacer les mercuriaux comme antisyphilitiques, suivie de recherches expérimentales sur le même sujet, par le docteur Vicenti.

Dans une note précédente, l'auteur avait énoncé l'idée suivante, savoir : que, dans les maladies syphilitiques, les mercuriaux n'ont point un mode d'action particulier; qu'ils agissent en se combinant avec le virus et le transforment en composé nouveau, inerte dans la circulation. Nombre de substances, ajoute M. Robin, font des composés analogues avec les matières organisées; nombre de substances doivent avoir, comme les mercuriaux, le pouvoir antisyphilitique, et, d'après mes recherches, toutes celles qui ont été mises en usage avec un véritable succès appartiennent en effet à la classe qui vient d'être désignée, c'est-à-dire à la classe des antiputrides par combinaisons.

De là l'explication des propriétés antisyphilitiques des arsenicaux, des préparations d'or, d'argent, de plusieurs composés de fer, d'antimoine; de là aussi la possibilité de remplacer les mercuriaux par des substances organiques qui, probablement, auront moins d'inconvénients.

Parmi les composés métalliques inusités dans ces maladies, ceux dont l'effet me paraîtrait offrir le plus d'intérêt, sont : le bichromate de potasse, le sesquichlorure de fer, etc.

Sur mon invitation, un praticien très-exercé, M. le docteur Vicenti, a bien voulu étudier expérimentalement l'action du bichromate de potasse. Une première observation a été publiée; une seconde relative à une guérison rapidement obtenue sans aucune intervention de mercuriaux, et dans un cas très-grave, vient de m'être communiquée.

« D'après les faits que j'ai observés, dit M. Vicenti :

« 1° Il est hors de doute pour moi que le bichromate de

potasse est un antisyphilitique, et agit avec plus d'énergie et de rapidité que les préparations mercurielles ;

« 2º Dans les trois cas où j'ai administré ce nouvel agent thérapeutique, aucun des malades n'a éprouvé le moindre accident, si ce n'est quelques nausées au commencement, surtout quand ils négligeaient de boire de l'eau après la pilule, pour éviter l'effet local, légèrement caustique ; mais avec cette précaution et l'addition d'opium, comme correctif, l'estomac a bientôt toléré le bichromate de potasse, dont la parfaite solubilité dans l'eau permet l'administration en potion et en pilules.

« Les pilules que les malades ont prises après une première digestion, n'ont jamais provoqué de nausées, ni de vomissements, sans doute parce que l'estomac est alors bien moins irritable qu'à l'état de jeûne.

« 3º Le bichromate de potasse étant bien soluble, son absorption dans l'économie est complète, presque instantanément ; de là vient la rapidité de son action thérapeutique à la dose de un quart de grain ;

« 4º Le bichromate de potasse ne m'a pas semblé antiplastique comme le mercure ; il n'a produit ni salivation, ni diarrhée, ni aucun phénomène particulier.

« 5º En conséquence de tout ce que nous avons dit, si des faits ultérieurs confirment de plus en plus l'action antisyphilitique du bichromate de potasse, il est hors de doute que cet agent remplacera avantageusement le mercure. » (Commissaires, MM. Roux, Andral et Lallemand.)—*Journ. des Connaiss. médico-chirurg.*, 1ᵉʳ décembre 1851.

Ce que je veux attaquer ici, comme on le pense bien, ce n'est pas le pouvoir plus ou moins antisyphilitique du bichromate de potasse. Que ce soit une nouvelle arme contre la vérole, j'ai quelques bonnes raisons de le croire, raisons bien différentes assurément de celles que nous donne M. Robin.

Ce que je veux contester, c'est la théorie, c'est l'explication
du mode d'action thérapeutique, je dirais plus exactement,
chimique, prêté au médicament nouveau et sans doute à tous
ceux qui ont déjà, ou qui auront dans l'avenir la propriété
de guérir la syphilis. Car je crois fermement qu'on en trouvera d'autres encore, parce que je n'ai pas foi aux spécifiques.
C'est là une utopie dont j'abandonne la culture à quelques
médecins allemands, et chez nous à un illustre professeur.
Je souhaite bonne fortune à sa marotte. Qu'il continue à la
caresser jusqu'à ce qu'il puisse nous la montrer riche de faits
bien prouvés, bien incontestables. Peut-être y réussira-t-il
avec autant de bonheur qu'il en eut jadis à changer le nom
d'homœopathie en celui de substitution. L'homœopathie mou-
rait du coup, si on eût pu prendre au sérieux cette habile substitution; car elle changeait une vérité en un contre-sens, si
on l'appliquait à la médecine des semblables.

La substitution n'ayant pas réussi, on veut essayer de faire
des spécifiques. Eh bien! Messieurs, faites des spécifiques,
surtout faites-en beaucoup. Prouvez que l'iode est le spécifique du goître, pendant que d'autres le guériront avec la
magnésie, avec le carbonate de chaux, avec différents médicaments. Prouvez que le quinquina est le spécifique de l'in-
termittence, pendant qu'ailleurs on lui opposera l'arsenic, le
borax, la pulsatille, la noix vomique, la sépia, la belladone et
cinquante autres médicaments, avec infiniment de succès.
Prouvez de même pour le mercure à propos des accidents
primitifs de la syphilis. Essayez enfin d'avoir des spécifiques
pour la plupart des grandes affections de nos cadres nosolo-
giques. Et quand, à côté de vos spécifiques, vous rencontrerez
quelque autre agent remplissant le même but, saluez profon-
dément le soleil levant, empressez-vous auprès du nouveau
venu, et oubliez bien vite vos anciens serviteurs, sous prétexte qu'ils mettent leurs services à trop haut prix et que
d'ailleurs un seul peut faire toute votre besogne. Mettez l'économie avant l'utilité; ne voyez que le bas prix de la denrée
et gardez-vous bien de tenir compte de cette observation,
qu'aucun de vos spécifiques ne remplit constamment le but

auquel vous le destinez. N'allez pas croire surtout qu'une maladie qui porte constamment le même nom peut avoir une étiologie variée, des symptômes autrement groupés, d'autres conditions très-variables, qui pourraient bien vous donner la raison de la multiplicité des spécifiques pour une maladie, la même nominalement; vous expliquer la cause des insuccès pour un même spécifique et les motifs de cette vogue passagère qui s'attache à certains médicaments, comme la mode aux costumes. Mais qu'importe, prenez toujours l'économie pour raison scientifique de vos prédilections, plutôt que la variété dans les manifestations morbides, si diverses parfois, quoique rattachées à un même titre.

L'homœopathie dont vous avez déjà cent fois prononcé l'oraison funèbre, sans qu'elle soit jamais morte, vous regarde faire et vous remercie, car vous lui fournissez des armes pour se défendre contre vous. Combien de fois, pourtant, l'avez-vous enterrée dans les hôpitaux? M. Andral pourrait nous le dire. A l'Académie, M. Londe a fait son épitaphe, quand ailleurs M. Rostan rappelait ses vertus à notre mémoire. Vous avez tous ri à son enterrement; vous vous êtes chargés de faire part au public de son modeste trépas. Malgré ces diverses constatations de décès, il ne paraît pas cependant qu'elle soit morte; car M. Ricord, à son tour, la reprend à partie et se donne de la joie au cœur à ses dépens, et c'est au moment même où elle défraie les plaisanteries du spirituel syphilographe qu'elle apparaît dans les concours et qu'elle y élève fièrement son drapeau.

Avouez, Messieurs, que c'est un Protée qui vous donne bien du mal, qui fatigue opiniâtrément votre vigilance et qui vous en récompense bien en guérissant vos malades. Cette pauvre homœopathie est en vérité de si bonne composition, qu'elle fait vos cures chez les dieux du jour et qu'elle ne vous demande pas même un merci. Mais vous n'êtes pas ingrats, vous vous chargez de sa réputation; et l'histoire, qui n'a pas oublié Érostrate, ne vous oubliera pas non plus.

Ceci constaté, je laisse la tactique et ses habiletés pour revenir à notre chimiste médecin.

Il dit : « ..... Dans les maladies syphilitiques, les mercuriaux n'ont point un mode d'action particulier; ils agissent en se combinant avec le virus et le transforment en composé nouveau, inerte, dans la circulation... » Ainsi, dès lors, plus de discussion entre les deux doctrines rivales; il n'y a là ni allopathie, ni homœopathie, la chimie fait généreusement tous les frais de la guérison. J'en suis bien aise; la précision scientifique, la rigueur et l'exactitude mathématiques vont désormais faire partie de la médecine. Car nous savons que la chimie compte et pèse. Je pourrai donc demander à notre auteur le poids atomique du virus syphilitique. Quel est le rapport entre le volume du mercure employé et celui du virus? Et, dans le cas où le composé organico-minéral serait un amalgame de virus syphilitique, ou un hydrargyrate de cette base; il serait curieux d'en connaître la formule. Le virus est-il un corps simple ou un corps composé? Quel est son équivalent? Puisque nous en sommes à faire de la chimie, on n'en saurait trop faire, ni surtout la faire trop exacte. J'espère bien que l'auteur poursuit ses recherches, et que, dans un prochain article, il donnera pleine satisfaction à notre légitime curiosité. En attendant, qu'il nous permette d'exprimer encore un regret : c'est celui de n'avoir pas trouvé dans son observation un détail qui eût été pour nous d'un trèshaut intérêt; je veux dire les caractères propres à l'espèce de maladie syphilitique guérie *chimiquement* par le bichromate de potasse. Était-ce un chancre induré? Je serais heureux de le savoir.

Cependant, avançons toujours dans l'expression de notre sympathie pour une théorie, qui, faisant abstraction de la vie, ne considère plus les corps organisés que comme une fiole, un ballon ou une éprouvette. Il est bien de réduire ainsi les sciences à leur plus simple expression. La vie, en effet, a toujours singulièrement compliqué les problèmes physiologiques et pathologiques; c'était un facteur embarrassant. Il fallait être hardi comme le génie pour chercher et pour trouver une formule qui l'éliminât. Désormais, tout problème de thérapeutique pourra se réduire à ces termes fort simples :

tout organisme pouvant être considéré comme un tube inerte, toute cause de maladie comme une matière organisée, trouver un corps capable de former avec elle un composé inerte dans la circulation. Allez donc, maintenant, théoriciens, vitalistes, mécaniciens, organiciens ! Décorez encore vos doctrines du nom d'école ! Le temps de votre gloire est passé ; le laborieux édifice de vos idées a été sapé par la base. Il ne sera plus désormais question de vos ouvrages que pour mémoire, comme on parle encore de la bibliothèque d'Alexandrie après que le feu en a fait justice.

Il y a surtout un homme dont je suis bien aise de voir rabaisser la faconde. Il élève si haut ses prétentions aux découvertes et il porte si fièrement l'affirmation, qu'il a fini par faire école. C'est le professeur Ricord. Les hauts faits de la chimie sont tellement pressants et d'une évidence tellement incontestable, qu'il sentira bien certainement qu'il s'est laissé prendre au piége de ses propres théories. Je suis vraiment curieux de savoir ce qu'il dira. Mais, bah ! je suis sûr qu'il se renfermera stoïquement dans son amour-propre blessé et qu'il ne daignera même pas répondre. Tant mieux ; c'est qu'il s'avouera vaincu. Alors on n'en parlera plus.

Cette nouvelle explication théorique, si simple, était bien, en effet, la manière la plus digne de répondre à des affirmations du genre de celle-ci : « Mais, qu'est-ce qu'un traitement méthodique ? Quel est le traitement sur lequel on peut absolument compter pour neutraliser sans retour la diathèse syphilitique ? Pour mon compte, je n'en connais pas d'infaillible... Un grand nombre d'individus qui avaient pris cent dix, cent vingt, cent cinquante pilules sacramentelles (pilules de Dupuytren) et plus, n'ont pas été pour autant à l'abri d'un retour des accidents. » (Ph. Ricord, septième Lettre sur la syphilis.)

Ailleurs encore, il dit ceci : « Aujourd'hui, personne ne croit plus qu'on puisse faire passer, juste par le même vaisseau lymphatique qui a livré passage au virus, une quantité suffisante d'onguent mercuriel pour aller détruire ce virus dans le ganglion où il s'est arrêté. Nous savons trop bien que des préparations mercurielles, mises en contact direct avec du pus virulent, sur des ulcères vénériens primitifs, ou sur des bubons chancreusement ulcérés, non-seulement ne neutralisent pas toujours la sécrétion morbide spécifique, mais que très-souvent, au contraire, elles l'activent beaucoup. » (*Id.*, *ibid.*, p. 200.)

Eh ! monsieur Ricord, si vous eussiez employé le bichromate de potasse, peut-être auriez-vous, à cette heure, la gloire d'avoir fait vous-même la découverte que vous avez laissée à M. Robin ! Vous n'êtes plus désormais qu'un simple observateur ; ne prétendez plus aux théories; vous vous êtes laissé ravir la palme. Après tout, vous n'êtes qu'un homme , intelligent, je le veux bien , mais enfin vous n'étiez pas la vérité, et il fallait bien que celle-ci eût son jour. Tant pis pour ceux qu'elle a rejetés dans l'ombre. Vous n'êtes pas le seul, du reste, mon cher monsieur, vous y êtes en bonne compagnie, et en compagnie que vous chérissez; vous en avez donné plus d'une preuve par quelques apostrophes à l'homœopathie, semées çà et là , dans votre dernier ouvrage, avec une toute gracieuse légèreté. Eh bien ! ceux que naguère vous dédaigniez si bien, vous les avez maintenant pour compagnons d'infortune. Non pas que M. Robin s'occupe d'eux précisément, mais enfin cela ressort indirectement de sa théorie. On ne neutralise pas quelque chose avec rien ; or, l'homœopathie, qui n'est rien , ne peut pas neutraliser un virus en se combinant avec lui. On a bien trouvé çà et là quelques hallucinés se disant homœopathes, et qui ont prétendu avoir guéri des chancres et même la longue série des maux syphilitiques avec des globules de *rien du tout* qu'ils appelaient du *mercurius vivus, solubilis, corrosivus...* Mais le nom ne fait rien à la chose, et la chose est tout bonnement impossible; tant de gens l'affirment !...

Assurément, puisque des hommes savants ont dit que c'est impossible, il n'y a pas lieu à chercher la preuve du contraire, bien que l'Académie elle-même ait prouvé si souvent que , quand elle avait inscrit cette formule fatidique au front d'une idée, celle-ci s'en allait frappée de stérilité ! A quoi bon alors essayer de lutter? Messieurs les homœopathes, vous êtes deux mille qui avez tous vu le même fait, mais qu'est-ce que cela prouve, puisque c'est impossible? Cela prouverait tout au plus que vous n'êtes pas de l'Académie; voilà tout. Taisez-vous donc, et rendez hommage à la théorie chimique. Vous me direz peut-être : Je ne comprends pas. Ni moi non plus, certainement. Mais qu'est-ce que cela fait? Raison de plus pour croire, quoique vous ne puissiez comprendre. Pour moi, je m'incline et je propose, en terminant, que la découverte de M. Robin soit renvoyée au creuset et aux cornues.

HIPPOCRATE ET L'HOMŒOPATHIE

LE CHOLÉRA ET LE VERATRUM.

Nos antagonistes messieurs de l'allopathie, que je suppose tous de bonne foi, voudront-ils bien ouvrir les yeux et méditer sérieusement ce que je vais avoir l'honneur d'offrir à leur studieuse intelligence? Afin de ne pas les blesser, je mettrai de côté, pour cette fois, le nom de Hahnemann, génie trop contemporain sans doute pour mériter les hommages qu'ils ne sont habitués à rendre qu'aux noms dont les siècles ont consacré l'auréole. Je vais leur parler d'Hippocrate. Tous connaissent, comme moi, le cas de choléra qu'il parvint si bien à guérir avec le *veratrum*. On peut le lire dans son Traité *de Morbis vulgaribus*, liv. v, sect. 7, p. 1144, édit. de Genève, de Sam. Choriet, 1662. Mais que pourrait le *veratrum* si on le donnait à quelqu'un bien portant?

Voici ce que Dioscoride nous répond : « Il évacue plusieurs humeurs par vomissement » (*Comment. de André Matthiole sur Dioscoride*, liv. iv, p. 443). André Matthiole, à son tour, nous dit, même ouvrage, liv. vi, p. 575 : « Il cause vomissement, flux de ventre dangereux, tranchées de ventre, suf-

focation et difficultés d'haleine ; et, en somme, débilite tant
les vertus principales de la personnne, que les pauvres malades tombent en défaillances de cœur, sans pouvoir avoir leur
haleine, et jettent une sueur froide. Enfin, qui n'y donnerait
ordre et de près, les malades tomberaient en un sanglot
continuel, qui, les faisant pâmer et étouffer, les emmè-
nerait. »

Mais ce n'est pas tout ; prenons beaucoup plus près de
nous. On lit ce qui suit dans le *Journal des Connaissances
médico-chirurgicales*, 1er novembre 1851 :

GAZETTE DES HOPITAUX.

« *Empoisonnement par l'ellébore blanc.*—Le docteur Mavel
fut appelé, le 5 novembre dernier, à la campagne, près d'une
famille où six personnes étaient tombées malades subitement
une demi-heure après leur dîner. A son arrivée, il trouva le
père et la mère alités, le gendre de la maison, deux enfants
de cinq ou six ans, et un tailleur qui travaillait dans la maison depuis la veille, vomissant et souffrant de vives coliques.
La mère avait mangé de la soupe seulement, et c'était elle
qui présentait le plus de danger ; les autres avaient mangé
du lard, des pommes de terre, du fromage ; ils étaient moins
gravement malades. L'auteur dut penser que la soupe avait
été l'excipient d'une matière toxique ; mais elle n'avait point
été trouvée mauvaise, et on ne put obtenir d'abord aucun
renseignement sur ce sujet.

« La mère Lebon, âgée de soixante-dix ans, jouit habituel-
lement d'une bonne santé. Plus gravement affectée que les
autres, elle présentait les symptômes suivants : face bleuâtre,
anxieuse ; langue froide comme la peau d'une grenouille, re-
froidissement général de la peau, absence du pouls, yeux
ternes, cécité complète, vomissements de matières verdâtres,
coliques.

« La femme Lebon, quand elle eut repris ses sens, rap-
porta comment elle seule était l'auteur de cet empoisonnement. Son gendre était affecté d'une urticaire, qu'il prenait

pour la gale ; on lui avait conseillé de se frotter avec une décoction de racine de varaire (ellébore blanc). Il s'était donc
procuré deux racines de cette plante, et la belle-mère les
avait fait cuire dans la marmite ; la décoction obtenue, le
produit en avait été vidé dans un autre vase ; mais la marmite
ne fut pas nettoyée, et c'est cette marmite qui communiqua
à la soupe du lendemain ses propriétés vénéneuses. »

Que l'on considère maintenant quelle faible quantité de
poison il a fallu pour produire de tels effets !

M. Bouchardat, dans son *Manuel de matière médicale, de
thérapeutique comparée et de pharmacie*, dit, en parlant de
la *vératrine :* « A très-petite dose, elle provoque des vomissements et des selles accompagnées de violentes coliques »
(p. 97, 2ᵉ édit.).

Les autorités que je viens de citer me paraissent suffisantes
pour qu'il soit permis d'être fixé sur la valeur des effets que
le *veratrum* est capable de produire quand on l'administre
à quelqu'un bien portant. Eh bien! en présence des symptômes si graves que peut produire cet agent thérapeutique ;
en présence du fait raconté par Hippocrate et des vingt mille
faits pareils propres à l'homœopathie et dont je ne parle pas,
quelle conclusion tirer? A quelle méthode, ou plutôt à quelle
doctrine rattacher ces guérisons? Je le demande de bonne
foi à nos adversaires, à ceux que des préventions mal fondées
n'aveuglent pas, à ceux qui, par nature, sont enclins à sus-
pecter tout ce qui est nouveau, au point de ne vouloir pas
s'en occuper, et c'est pour ceux-là que je vais chercher si loin
dans le passé, je leur demande si c'est là un fait qui puisse
trouver son explication dans la doctrine antipathique? Et,
s'ils me répondent négativement, je leur demande si la doctrine allopathique peut leur fournir des explications plus
satisfaisantes? Mais, si le médicament employé attaque les
mêmes organes que la maladie, produit les mêmes symp-

tômes, leur donne la même physionomie et le même cachet
de gravité, je leur demande si, devant cette parité d'action,
de marche et de caractère, il est possible de nier que la doctrine homœopathique soit seule capable de donner une explication satisfaisante? Il faudrait être bien ignorant, ou bien
porter l'entêtement et la mauvaise foi à sa plus haute puissance. Qu'on choisisse entre les deux. Mais non, déjà l'on
n'ose plus nier l'homœopathie, on se contente de passer à
côté sans la saluer. Vieillards de tout âge, doublez donc vos
abat-jours, si vous ne voulez bientôt les voir traversés par les
rayons du soleil, car il a franchi l'horizon.

Mais ce fait raconté par Hippocrate, me dira-t-on, c'est le
hasard, c'est le fait d'une tradition sans principes. Et quand
cela serait, Messieurs, en serait-il pour cela moins digne d'attention, moins digne de vos méditations, moins riche en
conséquences précieuses? Voyons pourtant si véritablement
Hippocrate n'était qu'un routinier. Il dit : « *Naturam autem
et vim in se quisque habet*, *et nullus est qui remedium aut
auxilium respuat, et plerique ab iisdem à quibus oriuntur,
sanantur.* » (*De morbo sacro*, sect. 3, p. 310. Édit. cit.) Il dit
encore : « *Alio modo per similia morbus oritur, et per
similia oblata ex morbis sanantur.* » (*De Locis in homine*,
sect. 4, p. 421. Édit. cit.) Dès lors, peut-on ne pas conclure
qu'Hippocrate savait du moins profiter habilement du hasard
ou de la tradition sans principes et formuler nettement ce
qu'il avait vu? Comment savait-il que le choléra devait guérir
par le *veratrum*, certains dérangements de l'esprit par la man-
dragore? C'est ce qu'il ne dit pas. Toutefois, il est certain
qu'il le savait, et les citations que je viens de faire prouvent
qu'il avait saisi les vrais rapports entre l'agent curatif et la
maladie. Comment se fait-il donc que tant d'hommes habiles
qui ont si bien lu, médité, commenté, les œuvres d'Hippocrate, aient laissé échapper des affirmations si remarquables
d'un génie que tous se font honneur d'appeler leur maître?
Ils sont cause, ces hommes de mérite, pourtant, que l'humanité a souffert pendant plus de deux mille ans de la perte ou
de l'oubli d'une vérité qui eût pu la sauver de tant de maux,

et la mettre sur la voie d'une hygiène bien plus en harmonie avec sa nature.

Il est vrai qu'il semble qu'on se soit aperçu qu'il est aujourd'hui de mauvais ton de nier l'homœopathie, si je dois en croire l'un des coryphées de l'école allopathique. En effet, celui dont je parle, trop clairvoyant et trop expérimenté pour nier la nouvelle doctrine, se contente de lui donner le nom de méthode, et de se tromper grossièrement ou de se faire illusion en l'appelant substitutive. « Je ne nie pas la loi des semblables, je l'applique même quelquefois, » dit-il. Aussi, n'est-ce plus le principe qu'il attaque, mais il s'en prend avec d'autant plus d'ardeur (j'emploie l'expression polie, quoiqu'elle ne soit pas exacte) à la témérité de nos doses.

Pauvre ressource, en vérité. Si c'est là son dernier retranchement, qu'il s'apprête non pas à combattre, mais à capituler. Je m'en fie à sa bonne foi quand il voudra sérieusement et sincèrement observer. Vaincu du côté du principe, il le sera bientôt du côté de ses conséquences. Et il n'y aura que de la gloire à l'avouer hautement, car il n'y a pas de honte à céder quand ce n'est pas à des hommes, mais à la vérité.

—

PUBLICATION NOUVELLE.

———

La spécialité de notre journal ne comporte pas, sans doute, le compte rendu des œuvres qui n'ont pas pour but la médecine. J'espère, pourtant, que nos lecteurs me sauront quelque gré de leur parler de la *Revue orientale et algérienne* (1), dirigée par un de nos plus savants orientalistes, et destinée sans nul doute à un beau succès. Le but de cette Revue n'est pas de traduire des hiéroglyphes, ni d'enseigner l'arabe à ses lecteurs, mais bien de mettre à leur portée l'histoire, les mœurs, les sciences, les arts, etc., etc., de cette curieuse contrée de notre planète, vers laquelle se sont élevées, de tout temps, de si nombreuses aspirations. Il va sans dire que la médecine aura sa place au milieu des richesses si variées de ce recueil. C'est là ce qui fait que j'ai cru devoir déroger aux habitudes et aux conditions d'existence de notre organe de publicité. Trois numéros de cette Revue ont déjà paru, et deux présentent un certain intérêt pour la science médicale.

(1) Chez Gide et Baudry, rue des Petits-Augustins, 5. — Prix: pour Paris, 25 fr.; pour la France et l'Algérie, 30 fr.; pour l'étranger, 35 fr.

On trouve dans le premier numéro (janvier 1852), un article intitulé : *Seméiographie hippique des Arabes*, qui peut être d'un haut intérêt pour tous ceux qui s'occupent d'hippiatrique. On y décrit les qualités et les défauts physiques qui marquent, pour les Arabes, la perfection ou la défectuosité chez les divers individus de la belle race chevaline d'Orient. Un dessin accompagne le texte, et des nnméros de renvois rendent toutes les explications parfaitement intelligibles. « Voilà, dit M. Prisse d'Avennes, auteur de l'article, des assertions qui ouvrent aux explorations de la science un champ nouveau et peut-être plein d'avenir. Nous ne les jugeons pas : nous demandons qu'on les examine, et, certes, elles sont assez remarquables pour qu'on s'en occupe sérieusement. » Par les signes extérieurs connaître la valeur d'un cheval, tel est le problème. Les résultats de la découverte de M. Guesnon sont un antécédent bien encourageant.

Le troisième numéro contient un article plus intéressant pour les médecins, non-seulement au point de vue de leur art, mais aussi au point de vue de l'ethnographie des populations de l'Orient. L'origine de la circoncision reste encore dans l'obscurité, malgré les nombreux travaux dont elle a été le but. Son utilité n'est guère contestée sous les zones où elle se pratique; mais on dispute encore pour savoir si elle vient d'Abraham, c'est-à-dire du peuple juif, et si, de là, elle s'est propagée en Égypte. M. Michel Lévy, dans son remarquable *Traité d'hygiène*, en parle ainsi : « On sait ce que Voltaire a dépensé de maligne érudition pour enlever aux Juifs la priorité de la circoncision. A la vérité, Hérodote rapporte qu'elle était pratiquée par les Égyptiens; la première circoncision que la Bible mentionne, et qui fut faite par Abraham, remonte à dix-neuf cents ans avant l'ère commune; Hérodote écrivait quatorze cents ans après Abraham ; de cet intervalle de quatorze siècles, M. Malgaigne (*Gazette des Hôpitaux*, n° 51) conclut à la priorité de la circoncision en faveur des Hébreux.» (*Traité d'Hygiène publique et privée;* prolég., page 10.)

L'article dont je m'occupe en ce moment ne conclut pas

dans le même sens ; il ne se prononce ni pour les Hébreux, ni pour les Égyptiens ; il ne s'occupe pas de la question de priorité, qui parait insoluble à son auteur. Il s'occupe de rechercher quels sont les pays où se pratique cette mutilation. « Suivez, dit-il, sur tout le globe, la zone que nous venons d'indiquer, et vous rencontrerez, sur votre passage, l'Arabie, l'Égypte, l'Éthiopie, le Darfour, le Sénégal ; et, de l'autre côté de l'Océan, le Mexique, la Floride, les îles de l'Océanie, principaux foyers de la circoncision. » (*Revue orientale*, pag. 340.) De la distance qui sépare certains de ces pays, l'auteur conclut que la circoncision ne s'est pas propagée d'un peuple chez un autre peuple.

Que cette pratique soit, à l'origine, une institution religieuse ; qu'elle soit une marque caractéristique et indélébile prescrite par un législateur quelconque ; qu'elle soit le fait d'une sage mesure hygiénique, peu nous importe à nous médecins. Nous n'avons à y voir qu'une chose : l'utilité de l'opération par rapport au climat et par rapport à l'individu. Il est un fait certain, c'est que nous ne pouvons la considérer que comme une mesure d'hygiène préventive. Dégagés de tout préjugé de caste ou de religion, nous devons à la science et à la civilisation cette liberté d'esprit qui nous permet, en maintes questions, d'apprécier les choses sous leur véritable jour, ce qui ne pouvait et ne peut encore être aujourd'ui pour tant de populations enveloppées dans les ténèbres d'une profonde ignorance. Supposant donc une éclaircie faite au milieu de cette obscurité, supposant les peuples orientaux débarrassés du lourd manteau des préjugés, n'est-il pas permis de se demander si la circoncision est réellement utile à tous les individus qu'une même religion, ou des législations ou des coutumes plus ou moins sévères y soumettent ? Quel but se propose-t-on ? Éviter, par la propreté, certaines maladies auxquelles le climat et la saleté peuvent exposer. La santé est le but, la propreté le moyen. Mais la conformation de l'organe soumis à une sorte de scalpe est-elle la même chez tous les individus ? Non, certainement. Il semble qu'ici encore la loi si universelle de la série n'ait pas perdu un seul de ses droits. On trouvé, dans la conformation du prépuce, tous les degrés, depuis l'extrême longueur jusqu'à l'extrême brièveté. Logiquement, que conclure de là? C'est qu'il y a tel degré de conformation qui doit mettre à l'abri du couteau; telle limite où celui-ci devient un sacrilége. Pourquoi, en effet, une opération quand les conditions particulières de l'organe permettent tous les soins de propreté, même les plus minutieux? Pour moi, je n'hésite pas à déclarer qu'en pareil cas, opérer, c'est mutiler. Au lieu d'opérer, c'est instruire, c'est civiliser qu'il faut; mais civiliser autrement qu'avec la poudre et le plomb.

Réduite à ces termes, c'est-à-dire à la stricte nécessité déterminée par l'étroitesse ou l'exubérance, personne, je le crois, ne songera plus à faire d'objection à la pratique de la circoncision. Je formule ma pensée en deux lignes : *Prendre pour règle les exigences de la conformation; varier le procédé opératoire suivant les conditions organiques.* Je crois que cette formule devra suffire même à ceux qui peuvent trouver la nécessité de cette opération dans des considérations morales, comme celles exposées par saint Jérôme, et tout récemment par M. le docteur Vanier, du Havre. Vouloir exiger plus, c'est n'envisager que les considérations d'ordre moral, c'est se laisser aller sur la pente du simplisme. Pour moi, je le déclare, quelque haut que je puisse porter les considérations de l'ordre moral et même religieux, toute chair a son prix, et l'homme n'a pas le droit de la mutiler sans vergogne, quels que soient d'ailleurs ses raisons et son but. Si l'homme est vraiment une intelligence servie par des organes, la première ne peut atteindre ses fins véritables, sa *destinée,* n'ayons pas peur des mots, sans une perfection aussi grande que possible des ressorts qui lui servent à l'accomplir. Le but véritable du médecin doit donc être de tendre à perfectionner, à embellir l'espèce, et de ne pas permettre qu'on] puisse la vicier, la mutiler par aucun procédé et sous aucun prétexte. L'ascétisme n'est pas notre domaine.

Je suis sorti quelque peu des bornes de mon sujet; mais rien de ce qui concerne l'homme ne doit être ni indifférent, ni étranger au médecin. Voilà pourquoi le médecin devrait pouvoir être assez puissant par l'intelligence pour être universel. Je reprends mon sujet pour prouver que ma digression n'est pas tout à fait hors de propos; c'est ce que je veux faire par deux citations de la Revue dont je m'occupe.... « Le fanatisme religieux n'a jamais reculé devant les mutilations; il les recherche, au contraire, et s'y complaît; les moines de tous les pays ont livré à la chair des assauts terribles; les sauvages ont façonné et façonnent encore la tête des enfants, et la pressent entre deux planches, afin de la rendre longue, plate ou carrée, suivant le goût de la peuplade; le hideux tatouage a été la première et la plus générale des règles de l'esthétique du monde à son enfance, et l'on n'a jamais songé, que nous sachions, à assigner un but d'utilité à ces pratiques barbares. » (P. 340.) Voici ma seconde citation : « L'opération, chez quelques peuples, est d'une barbarie atroce. Sur la côte du Djezan, dit M. Fresnel, elle se pratique sur l'adulte, et la fiancée est présente. S'il trahit par un gémissement, par un geste, par la moindre contraction des muscles de la face, la douleur horrible qu'il ressent, la fiancée déclare aussitôt qu'elle ne veut pas d'une fille pour époux. Il s'agit, pour le jeune homme, d'être écorché vif; on lui arrache tout le cuir chevelu, et le pénis est dépouillé dans toute sa longueur. Une portion notable de la population mâle meurt des suites de cette opération. » (P. 551.) Que ne peut pas l'ignorance, le fanatisme ou l'ambition pour enlaidir ou pour abrutir l'espèce humaine! Si c'était ici le lieu, j'en donnerais des exemples pris dans notre propre pays; mais que ceux qui voudront en connaître une partie lisent dans les *Annales médico-psychologiques*, un Mémoire publié par le docteur Lunier, médecin en chef des aliénés de Niort. Le travail est intitulé : *Recherches sur quelques déformations du crâne observées dans le département des Deux-Sèvres*. Ceux qui liront ces recherches seront convaincus qu'il reste beaucoup à faire pour l'instruction du genre humain, même chez nous, et qu'on ne s'occupe pas assez de certains détails qui contribuent pourtant si puissam-

ment à abâtardir l'espèce. Je dirai plus, c'est que le médecin,
la sage-femme et le prêtre devraient recevoir, au point de
vue de l'hygiène, un enseignement spécial auquel leur minis-
tère donnerait une valeur de la plus haute importance. Mais
c'est assez sur des digressions ; je termine en transcrivant les
conclusions du Mémoire qui m'occupe :

« 1° Que la circoncision a trouvé sa raison d'être dans chacun des pays où elle a été pratiquée ;

2° « Que la distance énorme qui sépare quelques-unes de
ces contrées ne permet pas de la regarder comme une institution particulière à un peuple qui l'aurait communiquée aux
autres ;

« 3° Qu'elle n'a point une origine religieuse ou politique,
mais une cause hygiénique à laquelle a pu se joindre quelquefois une pensée de répression morale ;

« 4° Qu'elle existait avant la naissance d'Abraham ;

« 5° Qu'elle n'était point un rite sacerdotal, mais une pratique vulgaire en Égypte, en Éthiopie et en Arabie. »

ORDRE

9 782019 283803